新装版

きょう一日を

Teramoto Matsuno

寺本松野ことば集

日本看護協会出版会

一日一日を病人とともに出発する。
きょう一日のために。

[新装版]
きょう一日を
寺本松野ことば集

装幀・本文デザイン
＊
臼井新太郎

人間は，
　　　弱いようでも強いものを持っている。
限られた生命のなかでも成長し続けることのできる，
　　　　　その強さを引き出し，
　病人を勇気ある人間に育てることも看護である。

看護は,
それがどんなに小さな行為でも,
常に"理念と責任"によって裏打ちされて
いなければならない。
それは,人間尊重と愛の理念に立って,
対象の生きる日と死ぬ日のために,
最上の幸せを追求する責任を認識するということである。

自分の中に何ももっていない人は何もできない。

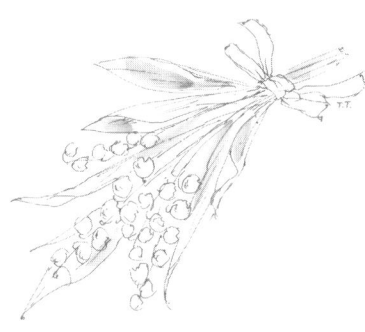

自分の生涯を尊重することが，他人の生涯の尊重につながる。

看護婦は，生命の倫理について，
どのような心理の揺れ動きがあっても，必ず自分の
　　　　生命観にたちもどることが
　　　できるようでなければならない。

他人を自分と同じ人間として
感じることのできる豊かな感性を持つことによって，
"看護"をやり遂げようと思う。

看護婦は，毎日新たなものをつくりだしていく
料理人のようなものである。

満たされていること。
それは自分が自分自身を受け入れていることである。
自分の良さも欠点も
そのままに受け入れる寛大さを持っていることである。
このような人間は，自然に他人を受け入れる人間になれる。

自分の心の貧しさを識る者は，
他の人から多くのものを受けることができるが，
自分の心にいつも自己をのみ充満させている人は，
学びとることも少ない。

人としての基本的な挨拶が
自然に口から出てこないような人は，
看護の仕事を深めることができないと思う。

看護する者の手は，
病人のために差し伸べられる時，
不思議な力を発揮する。

自分のために手を差し伸べてくれる人と思えば，
病人は心を開く。

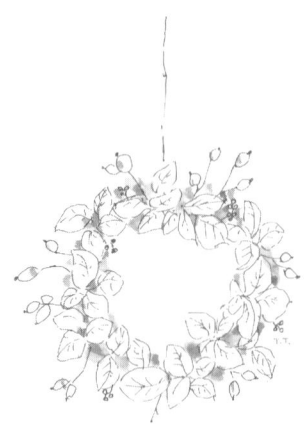

人間は，
相手と真剣にかかわればかかわるほど，
自分を偽ることができない。
本当のかかわりあいなら，
けっして横道を探さないであろう。

病人の希望を，具体的な形で，
その人の囲りでみつけられるように導く。

逃げ出したい気持ちがあってこそ、
とどまる勇気が育つ。

生きぬくということは，
　　与えられた生命のなかで，精一杯の努力をして，
　生きていることの充実感とその価値を自分で確認し，
　　　　　生きることのよろこびを，
　　　　最後まで持ち続けることである。

生きることが死ぬことよりも辛く苦しい日々を,
ひたすら生きつづけた人達こそ,
人間として尊厳のなかで
死ぬことができる。

心の平安というものは、自分の現実を受け入れ、
自分の生きている意味を見いだすことによって
生まれてくる心の状態である。

人間は，自分の不幸にまともに向き合い
それを受け入れた時，
これを通りぬけるための勇気と方法とを見いだす。

自分の人間としての心を深め養うための機会は，
自分の行なっている看護のなかに在る。

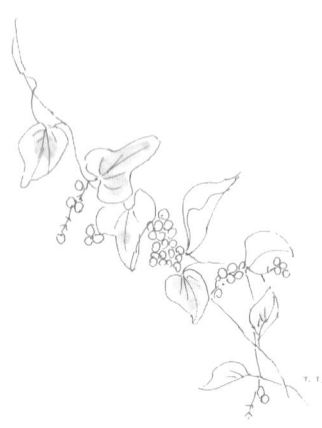

看護婦が，
人間の生命の重みを
自分自身を通して知る時，
病人の生と死に真剣にかかわることができる。

病人とのかかわりあいは，
求め続けてはじめて得られるもので，
待つことよりも出向いてゆくことが重要である。

看護には，自分の本性との闘いと共に，
自己の限界へのチャレンジが求められる。

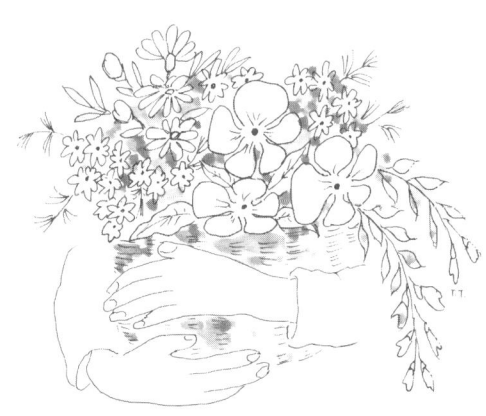

毎日毎日，その日に自分を賭ける，
それは病人の日々に自分を賭けることである。

自分自身のためよりも他人のために学ぶ人は，
その学びに
充実と発展性がある。

看護婦は、否定的な言い方をするのではなく、
いつも希望につながる言葉をえらぶようでありたい。

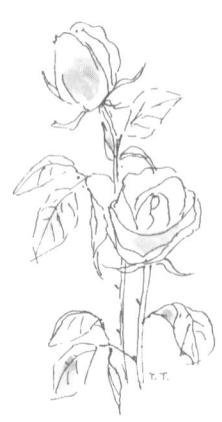

無力な自分がわかっていれば，
病人に支えられながら，
また，彼を支えることができる。

看護は，愛に基づき，愛にうながされる人間関係である。
看護は『心を尽くし，精神を尽くし，思いを尽くして
隣人を愛すること』(マタイ伝) が求められる。

病人は変わりうる。
それは，私たちの看護のかかわりによって生まれてくる
お互いの変化である。

看護は，与えて，また受けとるもの。
看護は，支えて，支えられるもの。

心が開かれ素直であれば，世の中のすべての営みのなかに，
人の心の温かさを感じ，幸せな思いをもつことができる。
人間は，愛されていることを知ったとき，
自分も他者を愛さないではいられなくなる。
これは人間の本性なのである。

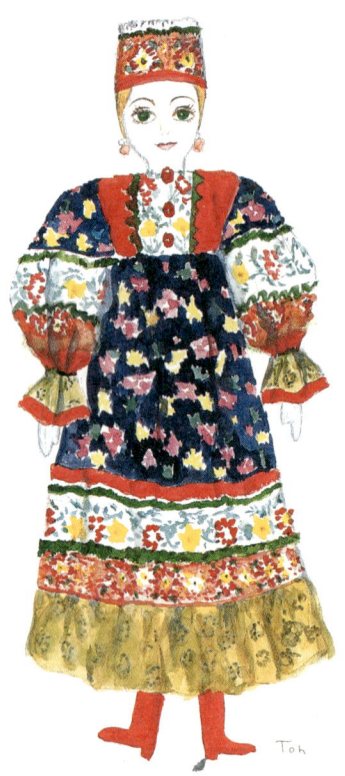

人生の途上で出会うさまざまな人に，
教えられ励まされて，
人間は自分の生涯を豊かにしていくものなのである。

私の看護に賭ける資本とは私自身であり，
私の生きざまである。

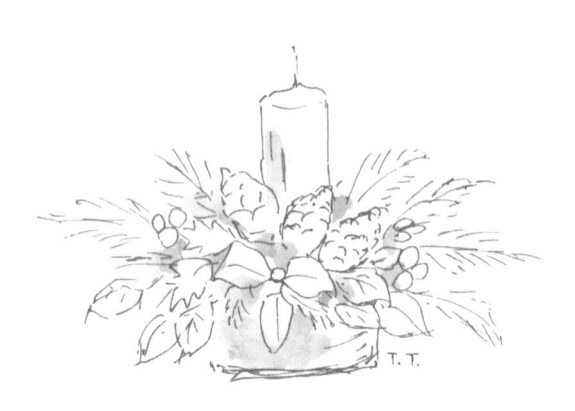

看護の計画を考える前に，
まず相手の，人生に立ち向かっている
心の姿勢と個性を理解しなければならない。

人間は，
自分だけのために生きようと思うと，
つらいことがたくさんでてくる。

病気によって失われた時間も精神的な苦悩も，
受け入れかたによっては人生に大きな力をそえる。

ベッドサイドで患者さんのケアをしなければ，
ほんとうの看護のよろこびは生まれてこない。
看護の魅力は，実践のなかにある。

全身清拭など，ベッドサイドでの直接的なケアは，
病人と看護者とのよい出会いの場となり，
お互いの気持ちの表現の場となる。

どんな病人でも，看護婦とのかかわりを求めて
なんらかのサインを送っている。
このサインに気づき，それに応えることこそ
看護のはじまりである。

時間は限りあるもので，
特に病人にとってのすべてのチャンスは，
一回限りのことが多い。
その人のその日のままを，その日に受け入れてあげたい。

病室訪問は，時間の長さではなく深さである。
相手に関心をもてば，二，三分の会話でも
人の心はつかめる。

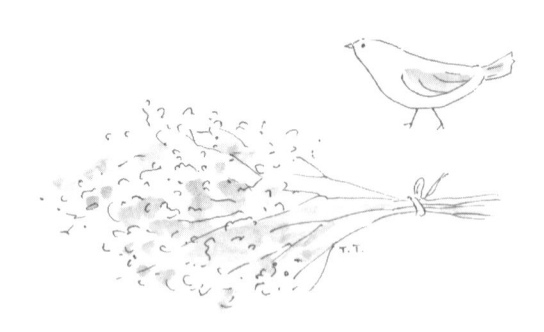

趣味について話すとき，患者の表情が
急にいきいきしてくることがある。
それは，病気と切り離された自分のなかに，
解放感を感じるからなのであろう。

家族が看護婦に対して，自分の現在の感情を
遠慮なく表現できるような雰囲気を
つくることが必要である。

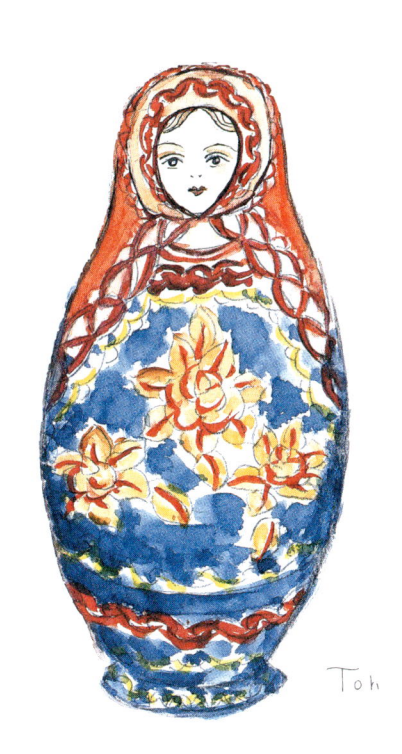

自分の心が満たされているとき，
看護婦は，小さなことにこだわらない広い心で，
ユーモアを人とわけあうことができる。

看護婦にはユーモアのセンスが必要だといわれるが，
それは人間と人間のかかわりあいのなかで，
しかも苦しみのなかで，
お互いの心のふれあいをもたらすことの
できるものでなければならない。

病人の力の限界を知ることこそが援助につながる。

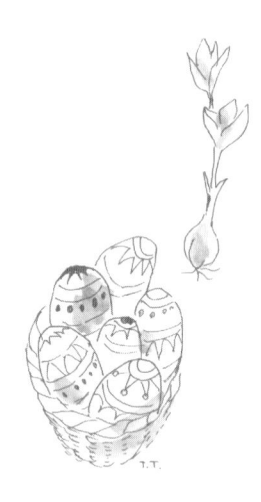

人間は，
肉体にかかわる訴えが
まず自己表現の最初の段階である。
この問題の解決のために努力することによって，
信頼関係が生まれる。

人間関係は，上手，下手ではなく，
"その人にかかわろう"というこころの姿勢による。
相手に心を尽くして看るとき，必ずよい方法が生まれる。

日ごろの看護が大切になされていると，
病状の急変や突発事態に出会っても，人間関係に
ゆるぎがない。

眠っているかのようにみえても，
重症患者は，目も開けていることができないほどの
気力のなさを示していることを知っておく必要がある。
病人に呼ばれなくとも病室を訪れ，
呼び止められなくとも立ち止まる心の余裕を持ちたい。

病人は，食事をとることが
生命の維持につながっていると思っているので，
それがむずかしくなると死ぬことになると不安になる。

看護のなかでは，気負っていると挫折する。
死と生のはざまで苦しんでいる人に
何かができると思い込むことは不遜であろう。
倒れないように支え，
倒れたら立ち上がるための杖となるために，
看護がある。

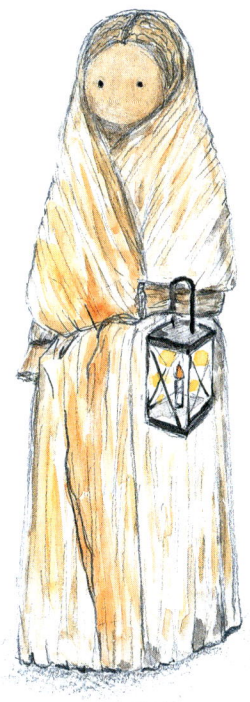

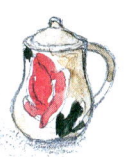

科学のなかだけで自分の看護を生かそうとすると，
看護が枯れていく。
現在の私たちが陥りがちな危険性は，
割り切ってものごとを考えてしまうことである。
そんなとき，心の温かさや深さは影をひそめ，
冷たい理屈だけでものを言うようになる。
知識と行動と心との合体された看護でなければならない。

苦しみの意義について病人は最も興味を示す。
彼らがいかに苦しみを恐れているかということになるが，
死ぬことよりも苦しむことを恐れている。
それは自分自身を見失うことへの不安である。

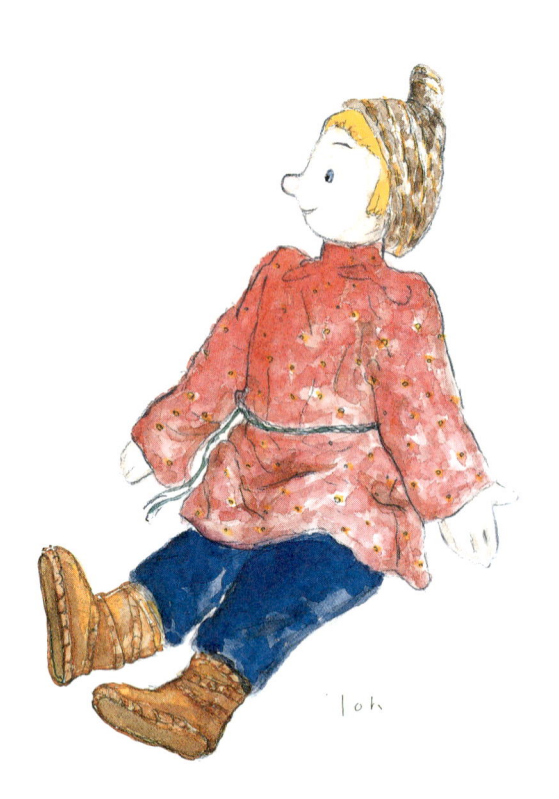

肉体の苦痛は各自の身体構造と病がもたらすものであり，精神的苦悩は自分のなかから生まれてくる。

出会いのあとで早速はじめることは，
彼らの欲求を知ることである。
それに対処するためにまず示さなければならないのは，
私達の熱意と誠意である。
無私無欲な心で，彼のために奉仕しようとする
その姿勢なのである。

末期の肉体の苦痛を訴えられたら，
それをうまく解明するとか説明するとか
納得させるとかいうことでなく，
その訴えを真剣に受け止めてあげることである。
それによって病人の気持ちが楽になる。

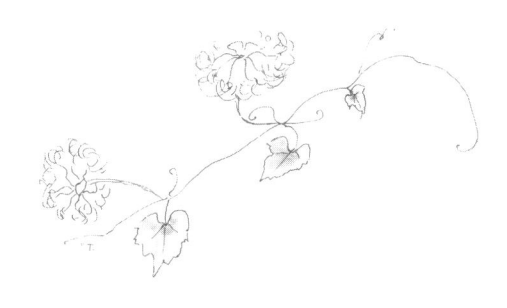

病人を眺めることだけでなく，
相手にうつっている自分をも見いださなければならない。

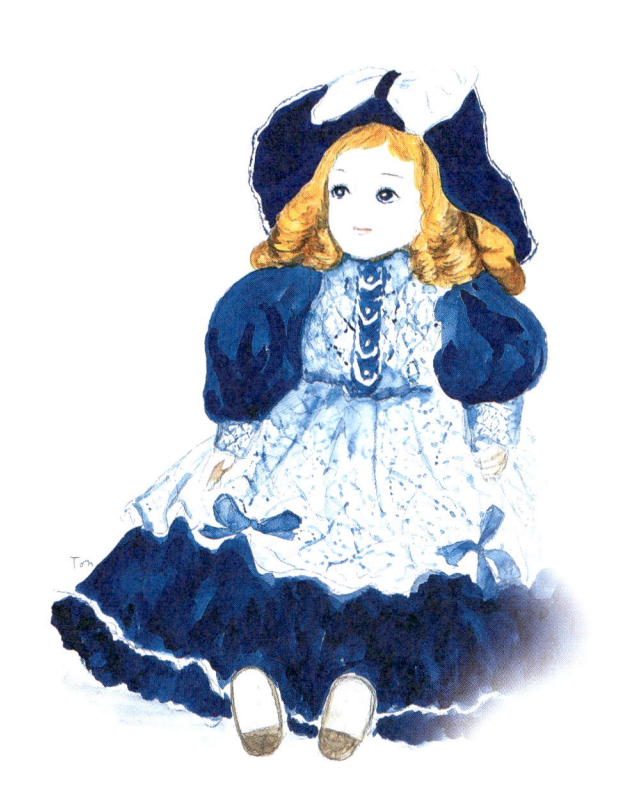

なにごとをするにも，
あくまでも最も適した"時"を選ばなければならない。

自分でそうだと信じていても，
もっとはっきりとさせてほしいのが人間であり，
病人は最後の瞬間まで，
自分の死を否認したり受容したりして，
行きつもどりつしている。
その迷いのなかを一緒にさ迷うことも必要ではなかろうか。

告知の目的は，いつの場合にも病人の側にある。
治療への協力を求めるとき，
また死の準備に導くためのときがそれである。
真実を述べることはやさしい。
しかし教えたあとの病人の心の救いが重大である。

病名や死について告げることは第二義的なことで，
これらのことについて，いつでも，病人が
必要とするときに，すんなりと真実を語りあえる
人間関係の成立が大切なのである。
病人を尊敬し，その人への信頼があれば，
死や病名を語り合うことは当然の成り行きであろう。

病名を聞かれたときに否定しないことが，
どんなにか，その病人の残された命を
真剣に生きさせることにつながることだろう。

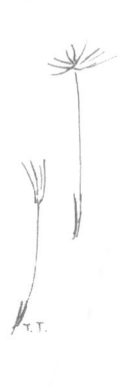

"告知"がどのようなかたちでその人のうえに実現されても，
人間同士のかかわりあいが確かなものであるとき，
不幸な事態を引き起こすことはない。

病名や死についての問いかけに対するこたえは、
信頼関係のなかでのみなされねばならない。
その人の心の平安と成長につながるものなら、
十分に考えてみる必要がある。

病人の真の幸福のためには，
自分の苦しさなど問題にならないのではないか。
それがこの告知ということではなかろうか。

病人が死を知ったとか,
死を口にしはじめたならば,
もう私たちはその人から心を離さないで,
いつもともに歩んでゆくようでなければならない。

その日のために，病人にも自分のためにも，
心の準備をしておく。
生きる意味を，
どんな小さなことからでも
探すすべを身につけていることであろう。

看護婦は，自らの死について
考えをめぐらすことができていれば，
死に臨んだ人のケアにあたって，逃げることなく
しっかりとふみとどまることができる。

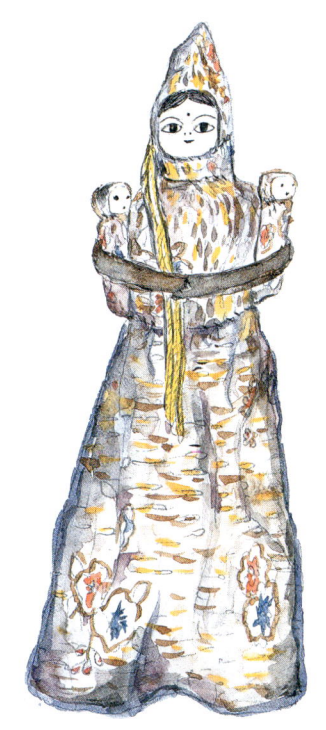

ターミナルケアこそは，
自分という人間の
日ごろの看護のすべてを賭けるケアである。

人は，生を生きることだけのために
生まれてきたのではなく，
それは死へのプロセスを生きることでもある。

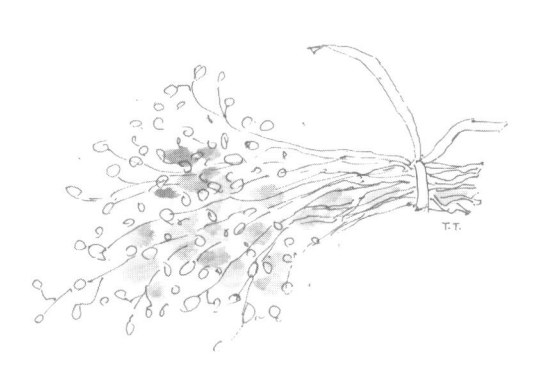

死はこの地上に生を受けたすべてのものの上に，
必ず訪れる必然的な現実である。
この人の上にだけではなく，私の上にも。

死にゆく人への看護は，
看護する人間と
看護される人間との人格的出会いのうえに
築き上げられる。

死は予測できない。
人間は,自分の予期しているときに,期待している
状況のなかで死ぬことは,
まったくのぞめない宿命をもっている。

その人の平安と平和はどこから生まれるかというと，
死に向かっている自分を受け入れるところからである。

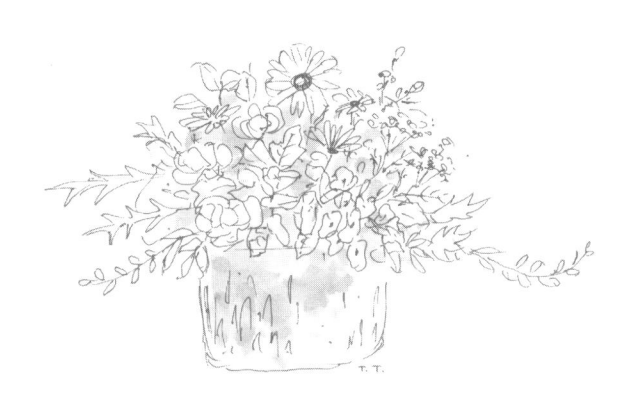

自分の苦痛を
真剣に受け止めてくれる人のいることの安心感は,
病人を素直な気持ちにさせる。
そのことは,
目前にしている死と向きあうための勇気を与える。

病人の求めていることは，自分の死や病名について，
ともに悩んでほしいということである。
自分のすでに覚悟している道の第一歩を
踏みださせてくれる人を求めているといってもよい。

看護者が真実の現われることをおそれ，
否定のなかで逃げているとき，
病人は孤独と絶望のなかで死をむかえることになる。

残された生命の道を，
この日々を彼が最高に生きるために必要なものを，
彼のなかから彼とともに見いだし，
その開花をはかる。

✦

「死に臨んだ人の看護」という
別の看護が存在するとは考えない。
それは日頃の看護のやまであり，実である。

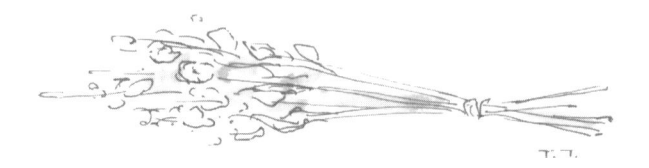

死に臨んだ病人への看護は，
看護婦の持っている人間性，宗教，人生観が，
相手へのおしつけではなく，
すんなりと生かされることによって，
迷いのなかにいる病人に方向づけを与えることができる。

生きてはじめて死ぬことができ，
苦しんで生きてはじめて死を納得する。

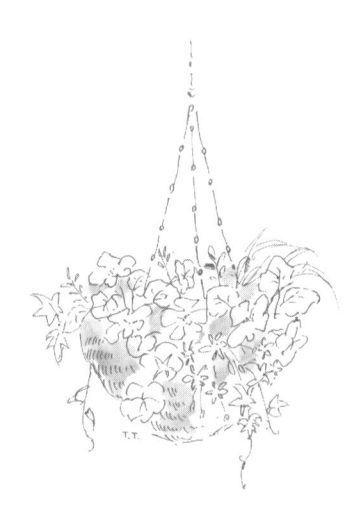

死に臨んでいるときの日本人は,
なんらかの形で宗教とのかかわりをもつ。
死をみつめる力を与え,死への準備のための
勇気を与えることに宗教の力は大きい。
それは,人間を超えたものへの大きな依託と,
救されたものの解放感と平安を得させるからである。

私たち健康な人間にとって
"時"というのは明日も同じようなものとされ，
あまり深く考えることがない。
けれども，病人の"時"はまさに消える"時"で，
いまのこの時は絶対に帰ってこない。
再び帰らない時間のなかに生きているこの人になにを語り，
なにを実現させなければならないかを考えよう。

人間が死に臨んでいるときの生涯の回顧は,
その人の心を平安にする力がある。
彼は満足し,自分の今まで生きてきた人生を肯定し,
これから先の限られた生命に希望をもち,
新しい未来へ突入する覚悟ができる。
看護者は,彼とともに彼の生涯の思い出の道を歩むとき,
多くの人間の成長の糧を自分も手にすることができ,
それらは,これからの援助のための資となる。

家族に看護を分担させ，
病人への思いの表現の場を与えよう。
彼を支えるために誰を必要とするかを見きわめることも
看護である。

病人に心を用いるのと同じように，家族と苦悩をわけあい，
いたわりと慰めを与えるように心がける。
家族は，いま死に臨んでいる人が
もっとも愛している人なのであり，
これらの人を除いてはこの看護は成功しない。

家族と病人とはどのような人間関係にあろうとも，
大なり小なり愛の交流はある。
たとえ憎しみのなかにあってもそれは断絶ではない。
家族の愛にこたえる場を与え，
家族との愛の交流に気づかせ，
すでにある愛を増すようにし，
憎しみのなかにいる人には，和解のチャンスが
与えられるよう努力したい。

いま死に臨んでいる人の心の平安のために，
真の愛のあり方を探そう。
憎しみのなかに平安はない。
人を許し，人に許されて，
はじめて人間の心は解放され，自由が生まれる。

それぞれの人達のなかに希望の種があり，
それに光を与えることも看護ケアである。

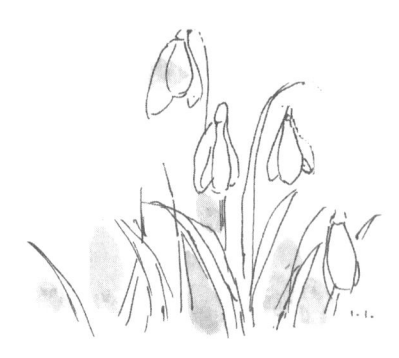

人間の生命の価値は，日々の生活の中に，
永遠の生命を準備するものであり，
私の看護は，常にこの価値観によって支えられている。

彼の成長と未来のため，
希望の光を保ちながら，彼から目を離すことなく，
彼の終わりの日まで看守り続ける。
希望こそが，
死の受容のための最大の要素である。

死に臨む人々が，常にその人らしく，
希望と安心のなかで
"自分の死"を死ぬことができるように，
看護婦であればだれもが，
そうした死への援助ができるようでありたい。

平安な死とは，
苦しみのない死ではなく，
苦しみを越えていくプロセスを
価値あるものにしていくことによって生まれる。

死は人間としての最後の成長のときである。
人間の死とはプロセスであり，
過去・現在・未来をつらぬくものである。

今日という日の連続が人間の一生であり，
その"いのち"は長さではなく質である。

日ごろの看護のなかで出会った死の現実のきびしさは，
私たちの心に深くきざまれている。
この場面に立つために，
看護婦自身の心の姿勢にたしかなものが必要であり，
自らの心を整え，真剣な気持ちで，
看護にあたりたい。

病人の充実した死を願うとき，
そこには必ずなんらかの働きかけが必要である。
それは，
あくまでも看護婦の内面に持っているものが基盤となり，
相手のなかにあるものと統合することによって，
お互いに求めつづけている
最終場面を展開することができる。

人間は，知恵，知識，
また科学などが自分のうえに力を失ったとき，
純粋になり，野心もなくなり，
いま必要なことを無心に行なうものである。

死にまさる苦しみに出会い，その苦しみのなかを通りぬけ，
生きぬいて，一つの死を死にきろうとする
人間のすさまじさのなかにこそ，
人間の尊厳はある。

人間が全く無力の状態で，
無抵抗のなかで，
自分に与えられた死を，死んでゆくとき，
私は人間の弱さのなかの強さを見る。
すべてを成し遂げた人間とは，
なにかに成功した人間という意味ではなく，
自分の生命を"最後の瞬間まで生きつづけた人"の
ことである。

どんな騒ぎのなかであろうと，
"看護婦がいる"そのことによって，静けさとやすらぎと
慰めが与えられているのだと感じとられるようになりたい。
特に臨終の場面において，看護婦の存在は，
生涯その人たちの心に残り，
折にふれて思い出されることになるのではなかろうか。
苦しみや悲しみのとき，人間は感じやすく，
すべての印象は強烈に残る。
よいことだけではなく
その反対の場合もたくさんあることをわきまえよう。

臨終のときに，看護婦は肉親よりも一歩さがって
観察の任務を遂行しよう。
家族の悲しみの支え手となり人間としての温かい心をもち，
ひかえめに行動し，病人の手は家族に与え，
心をこめて看守っていれば，
死の瞬間のすべてを見落とすことはない。

医師のなすことの終わったあとまで，
　看護は継続され発展し続ける。

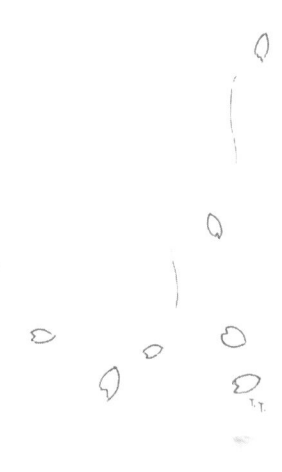

人間が生まれ，育ち，生き，
そして死ぬその瞬間に至るまで，
看護の理想を追求しながら，私は，
人間の死の場面において示す神秘的な輝きに出会い，
感動し，成長への糧を十分に受けた。
私の目の前で，私の病人が苦しみつつも，
しかし平安にその生涯を終えるのを看守りつづけることは，
悲しいことではあっても，決してつらいことではなかった。
そこには病人とともに過ごした，"生命の質"を
より高めるためのチャレンジがあったからである。

私にとって，
看護とは私の人生であり，
私の生きる姿である。

豊かな海のように

風がページを繰るように、どこから読んでも、
どこを開いていただいてもよい本です。
ふと止まったページと出会ってください。
この言葉とおしゃべりしてください。
きょうを始めるとき、明日をおもうとき、どんなときにでも。
特別な、新しい言葉ではありません。
これらのことは、毎日の看護の仕事のなかで
皆さんもおもっていることかもしれません。

私が看護婦として歩んできたなかでのおもいや願いを、
小さな言葉として集めました。
深い豊かな海にも似た看護の世界から掬い取った言葉は、
飾りはなくとも、みな光りもつ言葉です。
あなたの看護を創ることに、
本書がお役に立てればうれしく思います。

～

2001年11月20日
寺 本 松 野

寺本 松野

大正 5 年	熊本に生まれる
昭和11年	熊本医科大学附属病院看護婦養成所卒業
昭和13年	中支那(現在の中国)に看護婦として従軍
昭和15年	大阪市立貝塚千石荘に勤務
昭和17年	国立療養所再春荘に勤務
昭和25年	マリアの宣教者フランシスコ修道会に入会
昭和28年	札幌天使病院に勤務
昭和40年	東京聖母病院に勤務
平成 2 年	聖母女子短期大学教授
平成13年	聖母女子短期大学名誉教授

●主な著書
『新装版 看護のなかの死』
『季節のいたわり』
『そのときそばにいて』
『看護は祈り』
『患者さんの遺した言葉』
『シスター寺本松野―その看護と教育』
(日本看護協会出版会)

［新装版］きょう一日を　寺本松野ことば集

1988年 5月25日　初版第 1 刷発行	〈検印省略〉
2000年 4月21日　初版第12刷発行	

新装版
2001年12月10日　新装版第 1 刷発行
2014年 2月10日　新装版第 6 刷発行

著書　寺本松野

発行　株式会社　日本看護協会出版会
　　　〒150-0001　東京都渋谷区神宮前 5-8-2　日本看護協会ビル 4 階
　　　＜編集＞〒112-0014　東京都文京区関口 2-3-1　TEL/03-5319-7171
　　　＜コールセンター：注文＞TEL/0436-23-3271　FAX/0436-23-3272
　　　http：//www.jnapc.co.jp/

印刷　株式会社　スキルプリネット

画　　高原　桐

本書の一部または全部を許可なく複写・複製することは著作権・出版権の侵害になりますのでご注意下さい。

©2001　Printed in Japan　　　　　　　　　　　　ISBN 978-4-8180-0890-8　C3047